FERTILIDAD

*ESTERILIDAD E INFERTILIDAD, MANUAL
PARA MATRONAS*

Teresa Senar Zuñiga (Matrona)

Iñaki López Armendáriz (Matrón)

ISBN: 1540899160
ISBN-13: 978-1540899163

ÍNDICE:

1. INTRODUCCIÓN

Fertilidad es la capacidad de conseguir un embarazo tras un año de exposición regular al coito. La esterilidad es la incapacidad de una pareja de concebir después de un año de relaciones frecuentes sin protección. A la probabilidad de concebir en un ciclo menstrual se le llama fecundabilidad, y oscila entre el 20 y el 25%. En cambio, la fecundidad es la capacidad de concebir un feto vivo y viable en un ciclo. La infertilidad es la imposibilidad de llevar un embarazo a término.

Se estima que el 14% de las parejas son estériles. La infertilidad oscila entre el 1 y el 3%. Dar porcentajes al respecto es difícil ya que el número de parejas que consultan por esterilidad es inferior al de parejas estériles que existen realmente.

La esterilidad puede ser primaria o secundaria. La primaria se da en aquellas parejas que nunca han conseguido un embarazo, y la secundaria cuando tras una gestación no se consigue un nuevo embarazo en 12 meses de relaciones sexuales sin protección.

La infertilidad ya la hemos definido como la incapacidad de tener recién nacidos vivos. La primaria se da en aquellas parejas que no tienen hijos vivos previos, y la secundaria tras gestaciones previas que han evolucionado normalmente. La subfertilidad se refiere a los casos en los que conseguir un embarazo se antoja muy poco probable (por ejemplo en la oligozoospermia).

El término infertilidad hace referencia a los abortos recurrentes y a las pérdidas gestacional repetidas (embarazos ectópicos, molas o partos inmaduros). El aborto se define como la interrupción del embarazo antes de que el feto sea viable, es decir, antes de las 20-22 semanas de gestación o con un peso inferior a 500g. Los abortos de repetición en la actualidad se definen como 2 o más abortos consecutivos o alternos. La frecuencia de tener un aborto en la población general oscila entre el 10 y el 15%, de tener 2 abortos consecutivos entre el 2 y el 5% y de tener 3 o más abortos consecutivos es del 1%. Los factores de riesgo más importante para sufrir un aborto son la existencia de otro aborto previo y edad materna.

El 85% de las parejas consiguen un embarazo en el transcurso del primer año, y de las que no consiguen embarazo en el primer año la mitad lo harán en el segundo. Así, la probabilidad de conseguir un embarazo a los 3 meses es del 57%, a los 6 meses del 72%, al año del 85% y a los 2 años del 93%. Hay que tener en cuenta que la fertilidad femenina comienza a disminuir a partir de los 35 años, de manera mucho más significativa a partir de los 40 años (se afectan la calidad ovocitaria y la capacidad del útero de mantener un embarazo).

La esterilidad es una afección que abarca un amplio espectro de trastornos reversibles e irreversibles. Hoy en día muchas parejas consultan por este motivo y deciden someterse a un estudio de fertilidad y a diferentes tratamientos. Estos procesos suelen ser largos y conllevan una gran carga emocional. Por ello, se recomienda que estas parejas sean acompañadas durante todo el proceso por psicólogos que puedan atender este tipo de demandas.

2. CICLO GENITAL FEMENINO NORMAL

En el ciclo genital femenino la ovulación va seguida de la menstruación de forma cíclica. Los ciclos comienzan en la pubertad con la menarquia (hacia los 12 años) y terminan con la menopausia (con una mediana de 51.4 años). Los ciclos ovulatorios se suelen establecer a los 3 años de la menarquia.

1. CICLO OVÁRICO:

Consiste en el desarrollo y selección del folículo de forma periódica, que a través de la ovulación, dará lugar al ovocito maduro apto para ser fecundado. Se diferencian la fase folicular, donde tiene lugar el desarrollo folicular, y la fase lútea, que corresponde al desarrollo del cuerpo lúteo.

- FOLÍCULO PRIMORDIAL:

Los folículos primordiales están en el ovario desde las primeras semanas de desarrollo embrionario. Su cantidad va variando a lo largo de la vida. Así, se estima que al nacer pueden llegar a existir entre 1 y 2 millones y en la pubertad desciendes hasta 300.000. De éstos solo 400 alcanzarán la madurez definitiva y llegarán a la ovulación.

El folículo primordial contiene un ovocito rodeado de una capa de células de la granulosa y una membrana basal. El ovocito se encuentra en estadio de diplotene de la profase de la primera división meiótica.

La foliculogénesis es el proceso en el que un grupo de folículos primordiales comienzan a madurar, se produce a intervalos regulares. La maduración folicular inicial es independiente del estímulo de las gonadotropinas (Hormona Folículo Estimulante y Hormona Luteinizante).

- FOLÍCULO EN MADURACIÓN:

Al inicio del ciclo varios folículos primordiales empiezan a madurar, habitualmente solo uno alcanza la madurez total. El resto de folículos van involucionando en diferentes momentos del desarrollo folicular (folículos atrésicos).

Al inicio de esta maduración los folículos se denominan preantrales. La capa de la granulosa prolifera y aparecen los receptores de la Hormona Folículo Estimulante (FSH). Las células de la granulosa sintetizan generalmente estradiol.

Posteriormente aparece en el folículo una cavidad que desplaza la célula germinal a un extremo. Es el llamado folículo antral. Se desarrollan la teca interna y externa, con receptores para la Hormona Luteinizante (LH) y posterior producción de andrógenos.

Al final de esta fase se produce la dominancia de uno de los folículos.

- FOLÍCULO PREOVULATORIO:

El folículo preovulatorio es el que ha alcanzado la madurez definitiva. Su diámetro oscila entre 16 y 20 mm. Se denomina folículo De Graaf y se acerca a la superficie del ovario. Se produce un pico máximo de estradiol que dará lugar al pico ovulatorio de LH, aumentando también la producción de progesterona.

En el folículo De Graaf se pueden distinguir las siguientes formaciones:

-Cavidad central o antro, está llena de líquido.

-Capa de la granulosa: en una zona del folículo estas células de la granulosa se proyectan hacia el antro dando lugar al disco oóforo. En el interior se encuentra el ovocito. La hilera de células de la granulosa que están en contacto con el ovocito se denomina corona radiada. Entre la corona radiada y el ovocito existe una zona llamada membrana pelúcida.

-Teca interna: rodea la capa de la granulosa. Estas células producen hormonas esteroideas.

-Teca externa: se disponen por fuera de la teca interna.

- OVULACIÓN:

Suele tener lugar hacia el decimocuarto día del ciclo. Se produce la expulsión del ovocito a través del estigma, rodeado de cierto número de células de la granulosa y acompañado de líquido folicular. La expulsión es lenta y continuada. El ovocito reanuda la primera división meiótica liberando un corpúsculo polar.

Antes de la ovulación tiene lugar el pico ovulatorio en el que se produce un aumento en la secreción de LH y FSH. Tras la ovulación aumenta la temperatura basal entre 0.2 y 0.5 ºC. La ovulación puede llegar a provocar dolor.

- CUERPO LÚTEO O CUERPO AMARILLO:

Tras la ovulación el folículo se transforma en cuerpo lúteo, que segregará mayoritariamente progesterona. La duración de la fase lútea es relativamente constante, 14 días. Se distinguen cuatro estadios:

-Estadio de proliferación: la capa de granulosa tiene un aspecto parecido a la que tiene en el folículo maduro. En cambio, se produce un engrosamiento de la teca interna.

-Estadio de vascularización: se produce una transformación en las células de la granulosa. Constituirán las típicas células luteínicas. Se observa una penetración de la teca interna en la capa de la granulosa, dando lugar al aspecto tan característico en forma de guirnalda.

-Estadio de madurez: tiene forma esférica y color amarillento.

-Estadio de regresión: entre los días 23 y 26 del ciclo aparecen signos de regresión del cuerpo lúteo. La producción de esteroides comienza a disminuir hacia los días 21 y 22 del ciclo. Se produce una fibrosis de las células dando lugar al cuerpo albicans.

Cuando el óvulo es fecundado el cuerpo lúteo no regresa. Se transforma en cuerpo lúteo gravídico.

2. *CICLO ENDOMETRIAL:*

El endometrio es la mucosa que recubre la cavidad uterina. En él tienen lugar cambios morfológicos cíclicos que dan lugar a la descamación cada 28 días y regeneración posterior. Estos cambios se producen por acción de las hormonas ováricas.

En el endometrio se distinguen la capa basal, que no descama, y las capas esponjosa y compacta que se descaman todos los meses.

En el ciclo endometrial distinguimos 3 fases:

I. Fase proliferativa:

Va desde el 4º al 14º día del ciclo y está inducido por los estrógenos segregados por el ovario en la fase folicular. El espesor del endometrio va aumentando progresivamente y las glándulas aumentan de longitud.

Se pueden distinguir la fase de reparación (hasta el 7º día del ciclo) y la fase proliferativa (del 7º al 14º día del ciclo).

II. Fase secretora:

Va desde el 14º al 28º día del ciclo. Los cambios en esta fase son inducidos por la progesterona segregada por el cuerpo lúteo del ovario. Las glándulas continúan creciendo y se vuelven cada vez más tortuosas.

III. Fase hemorrágica:

Fase hemorrágica o menstruación. Si el ovocito no ha sido fecundado se produce la descamación de la capa funcional del endometrio (la capa esponjosa y la basal). Coincide con la degeneración del cuerpo lúteo y la caída brusca de estrógenos y progesterona. En respuesta a las bajas concentraciones hormonales la FSH empieza a aumentar antes del inicio de la menstruación para reclutar nuevos folículos.

El proceso regresivo comienza 24-48 antes de que baje la regla, y al 4º día toda la superficie de la cavidad uterina ya está epitelizada.

La descarga menstrual está compuesta por sangre venosa y arterial (predomina la arterial), líquido, secreciones cervicales y vaginales, bacterias, moco, leucocitos y desechos celulares. Contiene sustancias fibrinolíticas para evitar la coagulación. La cantidad puede oscilar entre 30 y 150 ml.

El intervalo del ciclo menstrual oscila entre 21 y 35 días, con una duración de entre 2 y 7 días. La pérdida de hierro en cada ciclo puede ser de 16 mg.

3. *CICLO CERVICAL:*

Por estimulación de las hormonas ováricas el endocervix segrega moco. En respuesta a los estrógenos las glándulas endocervicales segregan un moco fino, transparente y acuoso. La máxima producción de moco se da con la ovulación. Este moco facilita el transporte de los espermatozoides a través de vagina y cervix.

Tras la ovulación disminuye la secreción de estrógenos y aumenta la de la progesterona, disminuyendo la secreción de moco y haciéndolo más espeso.

4. CICLO MAMARIO:

La progesterona en la fase lútea produce hipersensibilidad mamaria y distensión de las mismas.

5. CICLO VAGINAL:

Los estrógenos aumentan la trasudación y lubricación vaginal mejorando las condiciones para el coito. En la fase lútea el espesor del epitelio vaginal es el mismo pero disminuyen las secreciones.

6. ALTERACIONES DEL CICLO GENITAL:

➢ Amenorrea:

o   Fisiológica: prepúber, gestación, lactancia y menopausia.

o   Primaria: ausencia de menstruación con 14 años y retraso de crecimiento o falta de desarrollo de caracteres sexuales secundarios, o con 16 años y desarrollo normal.

 o Secundaria: ausencia de menstruación durante 3 meses (o 9 en mujeres con opsomenorrea habitual).

➤ Opsomenorrea: ciclos largos (mayores de 35 días).

➤ Proiomenorrea: ciclos cortos (menores de 21 días).

➤ Oligomenorrea: reglas de escasa duración (1-2 días).

➤ Polimenorrea: reglas muy duraderas (por encima de 8 días).

➤ Hipomenorrea: reglas de escasa intensidad.

➤ Hipermenorrea: reglas muy abundantes.

➤ Polimenorragia: reglas muy abundantes, duraderas y de ciclos cortos.

➤ Menorragia: reglas de elevada intensidad y duración.

➤ Metrorragia: sangrado uterino sin relación con el ciclo.

➤ Hemorragia intermestrual: pérdida sanguínea entre reglas.

➤ Hemorragia uterina disfuncional: sangrado uterino anormal que no es debido a patología orgánica. La mayoría se asocia a ciclos anovulatorios. Está en relación con la alteración en la producción de hormonas ováricas.

3. ETIOLOGÍA

Como ya se ha expuesto en la introducción, aproximadamente el 15% de la población en edad fértil buscará en algún momento de su vida reproductiva consejo o ayuda médica por una situación de aparente esterilidad. La especie humana tiene un bajo potencial reproductivo, siendo la fecundidad mensual máxima de una pareja joven con menos de 30 años no superior al 30%.

Además en la actualidad, asistimos a un aumento del porcentaje de parejas con esterilidad, debido a una serie de circunstancias sociales (como pueden ser la primacía de objetivos profesionales, económicos o de estabilidad en la pareja), que han hecho que por **el retraso de la edad de la maternidad**, la responsabilidad reproductiva en nuestra sociedad actual recaiga en grupos de mayor edad y por ende, con mayor dificultad para conseguir embarazo.

Cada vez son más las parejas que reclaman estudio por esterilidad y se debe saber actuar correctamente ante ellas.

El estudio de la etiología de la esterilidad se aconseja que comience tras 12 meses de relaciones sexuales coitales regulares sin protección, aunque la presencia de otros factores podría indicar hacerlo antes, como en los casos en que la mujer sea mayor de 35 años, presente anormalidades menstruales, historia de enfermedad pélvica o cirugía previa sobre el aparato genital.

Si se conoce previamente la causa de la esterilidad porque alguno de los miembros de la pareja ha tenido un tratamiento previo por cáncer, una cirugía pélvica previa o esterilización, debería iniciarse el tratamiento adecuado cuanto antes.

Además, en la sociedad de consumo que actualmente vivimos, en la que la velocidad de los acontecimientos cotidianos se dispara a cada momento y la inmediatez de las cosas es lo más valorado, la no consecución de embarazo o la no evolución a buen término del mismo, genera en las parejas **un nivel de estrés y ansiedad** hasta ahora nunca vividos que dificulta paradójicamente más todavía el tan deseado embarazo. Se debe tener en cuenta además que muchas parejas llevan más tiempo del deseable, antes de decidirse a consultar por un problema de esterilidad/infertilidad, lo que añade mucha carga psicológica al proceso.

Además durante las diferentes fases del proceso una vez iniciado, aparecerán nuevas necesidades psicoafectivas que deberían de ser atendidas por parte del personal que atiende a estas parejas, véase, durante el periodo de diagnóstico, de tratamiento o en la repetición de tratamientos.

Así pues los factores psicológicos no deben de ser menospreciados y por ello en todos los estudios de fertilidad se aconseja el apoyo y asesoramiento psicológico continuo a la pareja durante el proceso, en muchas ocasiones largo (estudio, diagnóstico, número y tipo de tratamientos y posibles complicaciones). Se ha demostrado cómo el apoyo psicológico se traduce en una menor tasa de abandono de los tratamientos y una mayor tasa de embarazos y nacidos vivos frente a las pacientes y las parejas que siguen la atención médica de rutina sin ningún tipo de intervención psicológica.

También **el apoyo social** de la pareja (familia, amigos...) se ha demostrado en estudios recientes como fundamental para la consecución del objetivo final de la pareja en el proceso de estudio y tratamiento de una esterilidad/infertilidad, ya que consigue amortiguar algunas de las consecuencias del estrés. La comunicación del problema y más aún la confirmación del deseo de búsqueda de embarazo en nuestro entorno social, facilitara la disminución de la ansiedad y estrés en ambos miembros de la pareja en cada uno de los encuentros sociales que a diario tenemos en nuestra vida cotidiana. No compartir los sentimientos puede aumentar el sentimiento negativo de angustia, culpa y aislamiento y empeorar la tensión en la relación de pareja, lo que en muchos casos también influye negativamente en la vida sexual. Las parejas deben de ser siempre conscientes de que no son responsables de la situación que les ha tocado vivir y, por tanto, no es justo asumir esa culpa y mucho menos vivirla aisladamente. Entre un 20 y un 30% de las parejas en estudio, quedaran embarazadas fisiológicamente durante el mismo sin ningún tratamiento farmacológico.

Como ya hemos explicado antes, para que se logre un embarazo, tienen que coexistir una serie de procesos que, aunque aparentemente sencillos, deben estar perfectamente coordinados en el tiempo. La liberación de un óvulo desde el ovario a la trompa de Falopio, la presencia de espermatozoides móviles en las inmediaciones del óvulo, la fecundación del óvulo, una trompa con una buena capacidad funcional que sea capaz de propulsar el óvulo fecundado y el embrión hasta el útero y la implantación del embrión en un endometrio adecuado. Cualquier alteración en alguno de estos procesos puede ocasionar dificultades en la concepción o, dependiendo de la gravedad, esterilidad.

La esterilidad puede ser de causa *femenina, masculina o mixta* (cuando afecta a los dos miembros de la pareja). No siempre hay una única causa de esterilidad, encontrándose *dos o más causas* en casi un 30% de los casos. Además, las causas en una persona pueden ser *absolutas o relativas*, y en este último caso, la fertilidad dependerá del otro miembro de la pareja. A veces, no se puede hablar de una esterilidad absoluta, sino de distintos grados de subfertilidad que pueden tener mayor o menor trascendencia en función del tiempo de evolución y sobre todo dependerá de la edad de la mujer.

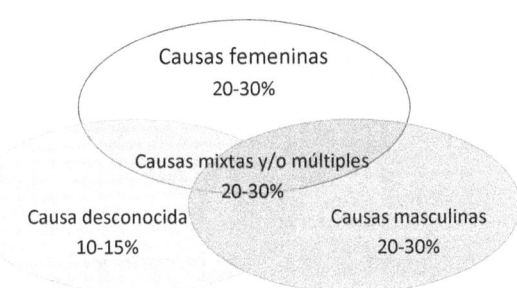

Existe un 10-15% de parejas en las que no se encuentra una causa justificada de infertilidad, aún despúes de haber realizado un examen riguroso, aunque se habla de hasta un 30% las que pueden representar situaciones de subfertilidad o de un factor masculino no suficientemente diagnosticado,..., no llegándose a definir la causa etiológica.

La sospecha o confirmación de un diagnostico en un miembro de la pareja no debe evitar el completar la totalidad de los estudios necesarios para el diagnóstico de todos los posibles factores implicados para conseguir el embarazo y nunca se debería iniciar un tratamiento sin completar el estudio de ambos miembros de la pareja.

Las principales **causas femeninas** de infertilidad son:

- Anovulación (imposibilidad para ovular) o para hacerlo regularmente (trastornos ovulatorios): engloban hasta el 35% de las infertilidades femeninas. El Síndrome de Ovario Poliquístico (SOP) es la causa más frecuente. Cuando los ciclos son irregulares, la inducción de la ovulación es más apropiada que cualquiera de los distintos métodos para detectar alguna ovulación esporádica que puede ocurrir espontáneamente, ya que el embarazo es la única prueba fiable de ovulación. En mujeres mayores de 35 años en estudio se debería de medir la reserva ovárica y asesorar al respecto. Las determinaciones rutinarias de FSH, LH, TSH, prolactina y andrógenos tienen interés en mujeres con ciclos irregulares y galactorrea o hirsutismo, con objeto de orientar la localización de la patología:

  -Prolactina y TSH en la patología hipofisaria.

  -FSH y LH para identificar hipogonadismos hipo o hipergonadotropos, así como, criterios diagnósticos de SOP.

-17-OH progesterona en hiperplasia suprarrenal.

-SDHEA y testosterona en hirsutismo.

- Bloqueo de las trompas de Falopio (obstrucción tubárica): 35%, siendo la principal causa la salpingitis diagnosticada o no. La existencia de promiscuidad sexual con mayor riesgo de ITS, inserción de dispositivos intrauterinos, cirugía pélvica complicada e historia de dolor abdominal crónico con episodios febriles, incrementan el riesgo de una enfermedad inflamatoria pélvica (EPI) crónica.

- Endometriosis: comprende el 20% de los casos de infertilidad femenina. La dismenorrea, sobre todo si tiene características de secundaria, progresiva y asimétrica, es el síntoma asociado con más frecuencia a esta patología. La dispareunia profunda y el *spotting* premenstrual, así como la existencia de nodulaciones dolorosas en fondos de saco vaginales y la asimetría de ligamentos uterosacros también podrían hacernos pensar en endometriosis. Pero la principal sospecha de endometriosis surge de la observación de formaciones anexiales con características ecográficas mixtas.

- Otras causas:

-Problemas del útero pueden representar hasta el 10% de las infertilidades/esterilidades.

-Anomalías congénitas uterinas: serían las más frecuentes.

-Estructurales: como adherencias intrauterinas (Síndrome de Asherman), pólipos endometriales, miomas submucosos.

-Los problemas endometriales y cervicales raras veces son causa de infertilidad, aunque los factores cervicales contribuirían en un reducido porcentaje de casos en la esterilidad idiopática, y el tratamiento de esta. La inducción de la ovulación y la inseminación intrauterina solucionarían la gran mayoría de las veces los problemas a este nivel.

-Patologías no ginecológicas que pueden tener repercusión reproductiva. Los trastornos de la alimentación como la anorexia nerviosa o bulimia pueden ser ejemplos de patologías a investigar. Debe determinarse siempre el índice de masa corporal y de esta manera descubrir posibles bajo peso y sobrepeso.

-Consumo de medicamentos tradicionales (psicoterapéuticos por ejemplo), y de medicamentos de herboristerías y homeopáticos.

-Consumo de tóxicos: tabaco, alcohol y otras drogas, influyen en la capacidad reproductiva de una pareja.

Las principales causas masculinas de infertilidad son:

* Los trastornos de los espermatozoides: dentro de las alteraciones de los espermatozoides, se encontrarían:

  -Azoospermia: ausencia de espermatozoides en el semen.

  -Oligozoospermia: disminución del nº de espermatozoides ($\leq$20 millones de spz/mL).

  -Astenozoospermia: disminución del número de espermatozoides móviles. $\leq$50% de los spz con motilidad a + b, o bien $\leq$25% con motilidad a.

  -Teratozoospermia: disminución del número de espermatozoides normales. Esta establecido que los varones con <15% de formas normales tienen menor probabilidad de éxito en FIV.

  -Oligo-asteno-teratozoospermia: anomalías del número, la movilidad y la morfología de los espermatozoides.

-Necrozoospermia: ≥75% de formas no teñidas.

-Factor masculino inmunológico: ≥50% de spz móviles no unidos a bolitas (poco frecuente).

- Aspermia: o falta de eyaculado.

- Hipospermia: eyaculado menor del normal (<2 ml).

- Las anomalías del aparato genital. Entre ellas se encuentran:

  -Atrofias testiculares, ausencia de canales deferentes, anomalías prostáticas y estados obstructivos de las vías seminales.

  -Falta de descenso de los testículos (criptorquidia), impidiendo la correcta formación de los espermatozoides o dando lugar a espermatozoides no válidos.

  -Varicocele: es la presencia de varices en el escroto que pueden producir una disminución del número y la movilidad de los espermatozoides.

- Traumatismos testiculares.

- Cirugía inguinal por hernias, así como otros procedimientos quirúrgicos pélvicos.

- Procesos inflamatorios testiculares, como

epididimitis y orquitis.

Por otra parte, otros factores tienen un efecto adverso sobre la fertilidad, como:

-Tratamientos quimioterápicos y exposición a radiaciones.

-Algunos tóxicos ambientales (como los pesticidas, herbicidas, algunas de las sustancias químicas usadas en las pinturas, tintas de imprenta, adhesivos y metales como el plomo, cadmio y mercurio).

-El tabaco y el alcohol también tiene un efecto leve, pero negativo, sobre la formación de espermatozoides.

-Fármacos como la sulfasalazina, y los esteroides anabolizantes.

4. PRUEBAS DIAGNÓSTICAS

El estudio de la pareja estéril debe llevarse a cabo tras un año de relaciones frecuentes sin protección, o antes si estuviese indicado (por ejemplo, en mayores de 35 años se recomienda comenzar a partir de los 6 meses). El estudio se realiza a ambos miembros de la pareja de forma simultánea. Hay que tener en cuenta que en la esterilidad pueden estar implicados más de un factor. Como líneas generales va a ser importante confirmar la existencia de la ovulación, comprobar la permeabilidad tubárica y la presencia de espermatozoides normales en el semen.

1) ANAMNESIS:

Se recomienda obtener la siguiente información:

- Antecedentes personales y familiares, especialmente de la familia directa (padres y hermanos), haciendo especial énfasis en las posibles dificultades reproductivas de sus miembros o posibles parentescos entre sus progenitores, lo que incrementaría los riesgos en la descendencia.

- Antecedentes ginecológicos y obstétricos: edad de la menarquia, fórmula menstrual (duración del ciclo/frecuencia), presencia de dismenorrea, embarazos previos y curso de los mismos, problemas ginecológicos, antecedentes de enfermedades de infección sexual o enfermedad inflamatoria pélvica y métodos anticonceptivos.

- Antecedentes andrológicos: infecciones sistémicas en la infancia, procesos inflamatorios genitales o alteraciones del descenso testicular (criptorquidia) que puede ser causa de subinfertilidad en la edad adulta (un 30% en la unilateral y hasta el 50% en la bilateral).

- Antecedente de cirugía abdomino-pélvica.

- Exposición a tóxicos o radiaciones (el tabaco, el alcohol, la marihuana y la cocaína están relacionados con la esterilidad). Condiciones labores como temperatura, pesticidas... pueden afectar a la fertilidad.

- También deben reseñarse algunos aspectos significativos sobre la sexualidad de la pareja, tales como dificultades coitales, frecuencia de relaciones sexuales, posibles trastornos de la erección o de la eyaculación, así como los posibles antecedentes reproductivos con anteriores parejas.

2) *EXPLORACIÓN GENERAL:*

- Peso, talla e índice de masa corporal (Kg/m2).

- Valorar en la mujer la existencia de hiperandrogenismo (hirsutismo o acné).

3) *EXPLORACIÓN GINECOLÓGICA:*

Valorar el estado de los órganos genitales externos e internos mediante inspección y ecografía.

4) *EXPLORACIÓN ANDROLÓGICA:*

La exploración genital debe recoger posibles alteraciones del meato urinario (hipospadias, epispadias). Tamaño, forma, consistencia y localización testicular, la posible presencia de anomalías o irregularidades en la superficie testicular, dilataciones de las vías seminales, etc. En esta exploración también debe reflejarse la posible presencia de un varicocele, y el grado del mismo. La valoración de la próstata no es imprescindible. Ante la presencia de alguna irregularidad en la superficie testicular o ante la palpación de anomalías o de quistes en la vías seminales, el estudio ecográfico permitirá confirmar su presencia y ayudara a su orientación diagnostica.

5) ANALÍTICA:

Realizar una analítica general con bioquímica, hemograma, coagulación, serología de rubeola, toxoplasmosis, hepatitis B y C y VIH. También se recomienda pedir un perfil hormonal entre el 2º y 4º día del ciclo con FSH, LH, estradiol, TSH y prolactina, y entre los días 21 y 22 para el estudio de la progesterona y prolactina. Si existe sospecha de hiperandrogenismo se deben añadir los andrógenos séricos (androstendiona, testosterona, 17-hidroxiprogesterona, SDHEA).

En el varón junto con la serología básica, la analítica general puede descartar alteraciones metabólicas y hemáticas causantes de problemas de esterilidad/infertilidad. Lógicamente se podrá solicitar otras pruebas complementarias analíticas ante sospechas clínicas, como determinaciones de los niveles de LH, testosterona y prolactina que pueden ser de gran ayuda en pacientes con alteraciones de la libido y/o de la erección, o la determinación de FSH e inhibina B en pacientes con alteración del recuento de espermatozoides, ya que nos orientaran en la causa y el posible tratamiento de la infertilidad de origen masculino.

6) ESTUDIO DE LA FUNCIÓN OVÁRICA:

La alteración en la ovulación supone hasta un 20% de las causas de esterilidad. Una mujer que tiene reglas regulares, salvo excepciones, ovula regularmente. La valoración de la función ovárica se realiza mediante un estudio hormonal con analítica como se ha detallado en el apartado anterior.

Los niveles altos de FSH al inicio de la fase folicular pueden indicar una pobre reserva ovárica. Así mismo, las mujeres con una pobre función ovárica tienen una foliculogénesis más precoz y por ello niveles altos de estradiol al inicio del ciclo (mayor de 80 pg/ml en el 3º día del ciclo) indicará una dotación folicular pobre.

El test de clomifeno es una prueba funcional que ayuda a diagnosticar las reservas foliculares inadecuadas. Se basa en administrar 100 mg de citrato de clomifeno desde el 5º al 9º día del ciclo y valorar la respuesta hipofisaria con la secreción de FSH. Valores altos de FSH postratamiento indicarían una reserva folicular inadecuada. En los ovarios con déficits funcionales los niveles de inhibina son más bajos y por ello se produce un aumento en la secreción de FSH postratamiento.

Los niveles de progesterona en los días 21 o 22 del ciclo nos indicarán el adecuado desarrollo de la fase lútea:

- Fase lútea adecuada: niveles por encima de 15

ng/ml a los 6-7 días postovulación.

- Fase lútea insuficiente: progesterona por debajo de 10 ng/ml a los 6-7 días postovulación.

- Ciclo anovulatorio: niveles por debajo de 3 ng/ml indicaran anovulación.

7) ESTUDIO DE LAS TROMPAS:

En el estudio de la mujer estéril será importante confirmar la permeabilidad de las trompas. Para la valoración del factor tubárico existen las siguientes técnicas:

- *Histerosalpingografía (HSG):*

    La HSG es el método de elección para valorar la permeabilidad de las trompas. Tras la inyección de un contraste opaco a través del cuello uterino se consigue la visualización radiológica de la cavidad uterina y de las trompas. Es una prueba que puede ser molesta o incluso dolorosa.

- *Histerosonosalpingografía (HSSG):*

    Es una alternativa a la HSG que permite la visualización de útero y trompas a tiempo real con ultrasonidos al mismo tiempo que se instilan bolos de solución salina o galactosa. Se puede usar en pacientes alérgicos al contraste.

- *Laparoscopia:*

  Permite valorar el exterior de las trompas y su entorno mediante un endoscopio introducido a través de la pared abdominal. La laparoscopia se considera una prueba de segunda elección para valorar la permeabilidad de las trompas a no ser que se sospeche de patología pélvica susceptible de beneficio quirúrgico (endometriosis, miomatosis o malformaciones uterinas).

- *Histeroscopia:*

  Permite visualizar directamente la cavidad uterina y tratar anomalías congénitas, sinequias uterinas o miomas.

- *Salpingoscopia:*

  Mediante la salpingoscopia se puede realizar una visualización directa de las trompas con un endoscopio. Para realización de esta técnica se precisa de anestesia y de una técnica quirúrgica (laparoscopia o laparotomía) para permitir el acceso a la trompa.

- *Test de clamidias:*

  Es un análisis sanguíneo que se basa en la

detección de anticuerpos anticlamidia, que persisten mucho tiempo después de haber ocurrido la infección. La infección por clamidia es una enfermedad de transmisión sexual que puede causar esterilidad. No permite valorar el estado de las trompas.

8) TEST POSTCOITAL:

El test postcoital es una prueba en desuso con la que se obtiene el número de espermatozoides presentes en el moco cervical tras un coito. Se realiza en fase preovulatoria, considerándose un resultado normal si se observan más de 10 espermatozoides por campo en el moco cervical.

9) ANÁLISIS DEL SEMEN:

El análisis del semen se realiza a través del seminograma, que nos aportará datos sobre la función excretora testicular y la función de las glándulas sexuales accesorias. El seminograma es el análisis del semen obtenido por masturbación en el que se analizan diferentes aspectos del mismo. Para su realización son necesarias una serie de condiciones:

- Abstinencia sexual mínima entre 36 y 72 horas, y máxima de 7 días.

- La muestra debe obtenerse tras masturbación y en un solo eyaculado. Excepcionalmente podrá obtenerse mediante relaciones sexuales utilizando un preservativo libre de espermicidas. No deben recogerse muestras obtenidas mediante coitus interruptus.

- Se realizarán un mínimo de 2 seminogramas separados entre 1 y 3 semanas.

A continuación se describen los valores de referencia normales para un seminograma:

- **Volumen: ≥ 2 ml de eyaculado**

- **PH: ≥ 7.2**

- **Concentración: ≥20 millones de spz/ml**

- **Número total de espermatozoides: ≥ 40 millones de spz en el eyaculado**

- **Movilidad: ≥ 50% de formas a (rápida y progresiva) + b (lento y progresiva), o ≥25% de formas a. (Las formas c son no progresivas y las d inmóviles)**

- **Morfología: ≥ 14% de formas normales**

- **Vitalidad: ≥ 75 % de spz vivos**

En el siguiente cuadro se detallan los diagnósticos que se pueden obtener tras un seminograma:

- **Normozoospermia: valores normales**

- **Hipospermia: volumen de eyaculado < de 2 ml**

- **Oligozoospermia: concentración < 20 millones/ml**

- **Criptozoospermia: < 100.000 spz/ml**

- **Astenozoospermia: < del 50% de formas a + b, o < 25 % de formas a**

- **Teratozoospermia: < 14 % de formas normales**

- **Necrospermia: cuando todos los spz están muertos**

- **Azoospermia: ausencia de spz en el eyaculado**

Por otro lado, el test de supervivencia o la capacitación espermática hace referencia a la supervivencia de los espermatozoides y a su movilidad en el cultivo. Con ello se identifica al número real de espermatozoides con buena movilidad. La capacitación espermática son el conjunto de cambios fisiológicos que tienen que acontecer en un espermatozoide para que sea capaz de fecundar al óvulo. Estos cambios suceden de forma fisiológica mientras los espermatozoides atraviesan el moco cervical. El resultado de la capacitación se denomina REM, que es el recuento de espermatozoides móviles rectilíneos por mililitro de eyaculado. El valor del REM tendrá gran importancia a la hora de elegir la técnica de reproducción asistida.

10) BIOPSIA TESTICULAR:

En la actualidad se ha relegado prácticamente a la finalidad de obtener espermatozoides. Es la llamada "testicular sperm estraction" (TESE), a fin de realizar una técnica de ICSI, ya sea utilizando estos espermatozoides en fresco, si se realiza la captación ovocitaria de forma coincidente, o de forma diferida, crioconservando el material espermático así obtenido. Para el estudio en los casos de abortos de repetición de etiología no conocida, el estudio de la meiosis en tejido testicular, obtenido mediante biopsia, puede orientar hacia la causa, aunque en la actualidad el estudio de los cromosomas espermáticos mediante FISH, es preferible por su menor molestia para el paciente.

11) ESTUDIOS GENÉTICOS:

Hoy sabemos que un gran número de las alteraciones de la fertilidad sobretodo en el varón, son consecuencia de defectos genéticos, por tanto el estudio del cariotipo en fertilidad debería considerarse como imprescindible y prácticamente rutinario, dada su gran utilidad y bajo coste, especialmente en situaciones especiales del varón, como en una muy baja producción espermática (oligozoospermias severas o criptozoospermias) o ante la ausencia de la misma (azoospermias).

5. TRATAMIENTO

En la mayor parte de los casos estudiados, el proceso de diagnóstico, o las características particulares (mujeres sin pareja masculina, pacientes sin función ovárica) permiten determinar cuál de las alternativas terapéuticas disponibles es la más adecuada como primera línea de tratamiento, por ofrecer la relación más adecuada entre beneficios, complejidad, costes y riesgos.

La aplicación de estos tratamientos requiere la colaboración estrecha de profesionales con formación clínica (ginecólogos, urólogos, andrólogos), especialistas en técnicas de laboratorio destinadas a evaluación y tratamiento de espermatozoides, ovocitos y embriones (biólogos y/o embriólogos clínicos), además de psicólogos y personal de enfermería.

El término técnicas de reproducción asistida (TRA) es muy amplio e incluye una serie de procedimientos médicos utilizados para juntar óvulos y espermatozoides con el fin de conseguir el embarazo. Las principales técnicas de reproducción asistida son:

- Inseminación artificial conyugal (IAC) o de pareja (IAP).

- Inseminación artificial con semen de donante (IAD).

- Fecundación in vitro (FIV).

- Inyección intracitoplasmática de espermatozoides (ICSI).

- Transferencia intratubárica de gametos (GIFT).

- Transferencia de blastocistos.

- Donación de gametos.

- Preservación de la fertilidad.

- Diagnóstico genético preimplantacional (DGP)

1) INSEMINACIÓN ARTIFICIAL CONYUGAL (IAC) o PAREJA (IAP):

La inseminación artificial es la más sencilla de las técnicas de reproducción asistida, y básicamente consiste en depositar los espermatozoides en el aparato genital de la mujer, por medio del instrumental adecuado.

Se habla de inseminación artificial conyugal cuando el semen procede de la propia pareja, por lo que es más correcto usar el término IAP, en vez del clásico IAC, ya que en la actualidad muchas parejas no están casadas. Por el contrario, en la inseminación artificial con semen de donante, como su nombre indica, se utiliza semen de un donante anónimo (banco de semen).

Los espermatozoides seleccionados se pueden depositar en diferentes lugares del tracto genital femenino (a nivel intravaginal, intracervical, intrauterina, intratubárico). La mayor tasa de embarazos se obtiene con la **inseminación intrauterina**, en la que el ginecólogo, con ayuda de una cánula conectada a una jeringuilla que contiene la preparación espermática, con un volumen de entre 0,3 y 0,5 ml, coloca los espermatozoides en el útero. El proceso puede realizarse bajo control ecográfico. Poco después se retira el catéter y la mujer puede incorporarse o permanecer unos minutos de reposo.

Para mejorar el potencial de fertilidad de los espermatozoides se realiza una serie de procedimientos denominados **capacitación espermática**, que permiten una selección precisa de los espermatozoides y la eliminación de todas las sustancias y células sobrantes. Los dos métodos de selección más usados son la técnica de migración ("swim-up") y de gradientes de Percoll.

Esta técnica puede realizarse con el ciclo espontáneo de la mujer o junto a una inducción de la ovulación. La estimulación ovárica tiene por objeto garantizar la maduración y ovulación de un ovocito con una cronología adecuada y poder programar la IA optimizando las posibilidades de encuentro y fecundación.

Entre los efectos secundarios no deseables de la estimulación ovárica se encuentra la ovulación de dos o más ovocitos (ovulación múltiple), que puede tener como consecuencia gestaciones múltiples e incluso múltiples de alto grado (3 o > embriones), así como la hiperestimulación ovárica que trataremos en el último capítulo del libro.

El uso de citrato de clomifeno como estimulador de la maduración folicular produce una liberación endógena de FSH y LH no controlable. Las **inyecciones de gonadotropinas** permiten por el contrario realizar un mejor ajuste de la dosis eficaz. Debe utilizarse la menor dosis efectiva de gonadotropinas. La dosis inicial de gonadotropinas se calcula de acuerdo a la edad de la paciente, su IMC y la valoración de la reserva ovárica folicular mediante recuento ecográfico de folículos antrales y/o medición de hormonas basales (FSH, 17BE2, AMH). La respuesta observada en ciclos previos de estimulación ovárica, si existen, será de gran utilidad para el cálculo de dosis inicial de gonadotropinas.

En el curso de la estimulación ovárica se realizan controles ecográficos y hormonales, dado que el desarrollo de un número de folículos mayor del deseado llevará a la cancelación de la estimulación como única forma de prevenir complicaciones.

Los principales riesgos de este procedimiento terapéutico son: (se desarrollarán con más amplitud en el capítulo de las complicaciones)

- Embarazos múltiples (más de dos fetos): es una complicación grave, que supone riesgos físicos para la madre y los fetos. En la gestación gemelar, la consecución del parto con fetos viables es del 98%. En el caso de una gestación de tres embriones, se obtienen fetos viables en el 76%, reduciéndose esta cifra al 10% en caso de gestación de cuatro fetos.

- Síndrome de hiperestimulación ovárica: consiste en una respuesta exagerada al tratamiento de inducción de la ovulación. Puede ser leve, moderada y grave, siendo esta última excepcional (menos de un 1%).

- El embarazo ectópico, que consiste en el desarrollo de una gestación fuera del útero. Se produce en un 3% superior a los embarazos espontáneos.

Cuando se logra una gestación por medio de inseminación artificial, el riesgo de anomalías congénitas, enfermedades hereditarias y de complicaciones durante el embarazo y el parto, es similar al de la población en general.

El manejo de la muestra seminal para la inseminación

artificial, exige una correcta preparación de la muestra y la ejecución cuidadosa del proceso para asegurar la trazabilidad, evitando errores en el tratamiento.

2) INSEMINACIÓN ARTIFICIAL CON SEMEN DE DONANTE (IAD):

Es una técnica de reproducción asistida que se emplea principalmente en casos de esterilidad en los que la paciente tiene al menos una trompa uterina permeable, y el varón está afectado por alteraciones seminales severas que obligan a utilizar espermatozoides procedentes de bancos de semen. También puede usarse en el caso de mujeres sin pareja masculina con deseo gestacional.

La IAD se puede asociar o no a tratamiento de estimulación ovárica. En mujeres jóvenes que no presentan ninguna alteración reproductiva, la IAD puede realizarse en un ciclo natural, escogiendo el momento adecuado para la inseminación por diversos procedimientos. El procedimiento es igual que la IAC o IAP, y requiere de controles ecográficos. El semen utilizado en esta técnica procede siempre de un banco de semen debidamente acreditado, está conservado mediante congelación y reúne los requisitos establecidos por la ley.

En ausencia de patología femenina, la tasa de gestación tras un número adecuado de ciclos de tratamiento (alrededor de 6) puede alcanzar el 80%.

La probabilidad de aborto tras gestación lograda mediante IAD es la misma que la de la población general. Si sucede un aborto tras IAD con éxito, se inicia otro periodo de tratamiento hasta el número aconsejado.

Los riesgos asociados a la IAD son los mismos en cuanto a complicaciones generales y asociados a la IAC.

La regulación legal del uso de semen de donante con fines reproductivos se halla en la Ley 14/2006, de 26 de mayo de Reproducción Asistida y su normativa complementaria. Algunos aspectos de estas normas que resultan de interés para los usuarios de la IAD son los siguientes:

- La donación de gametos tiene carácter anónimo, por lo que no se permite a la receptora aportar o escoger su donante.

- Los donantes de semen son mayores de edad, no han recibido contraprestación alguna y han sido aceptados después de que los estudios legalmente establecidos no hayan revelado evidencias de enfermedades transmisibles a la descendencia o a la receptora de los gametos, ni alteraciones seminales.

- La elección de dicho donante se efectúa buscando la máxima compatibilidad fenotípica posible, aunque no es posible garantizar que estas características estarán presentes en el recién nacido.

- El número máximo de gestaciones que pueden obtenerse a partir de los gametos de un mismo donante es de seis, destruyéndose a partir de ese numero cuantas muestras queden del mismo individuo en los diferentes bancos de semen en que haya podido donar.

- Para someterse al tratamiento se precisa el consentimiento escrito de la mujer y de su cónyuge si lo hubiera. Este consentimiento establece la filiación legal de la descendencia obtenida, que no podrá ser impugnada por ninguno de los firmantes después de la realización de la técnica.

3) *FECUNDACIÓN IN VITRO (FIV):*

La fecundación in vitro consiste en poner en contacto los gametos masculinos (espermatozoides) y los femeninos (ovocitos) para lograr la fecundación y el desarrollo embrionario inicial fuera del organismo de la mujer.

La Fecundación in vitro (FIV) es la técnica más utilizada y conocida dentro de la reproducción asistida. Desde el nacimiento de la primera niña en 1978 por este procedimiento, los avances tanto clínicos como de laboratorio, han permitido que la tasa de gestación por ciclo alcance cifras de hasta un 40%.

Una vez fertilizados los ovocitos, un número limitado de los embriones obtenidos (entre 1 y 3) será transferido al útero para intentar conseguir la gestación. Los embriones viables no transferidos al útero serán criopreservados para ser destinados a los fines legalmente establecidos en la Ley de Reproducción Asistida.

La Fecundación in Vitro puede realizarse mediante dos procedimientos diferentes:

- Fecundación in Vitro convencional o FIV, en la que el óvulo y espermatozoide se unen de forma espontánea en el laboratorio.

- Microinyección Espermática o ICSI, en la que la fecundación se realiza microinyectando un espermatozoide en cada óvulo.

La fertilización in vitro se inició como una solución a los problemas de esterilidad de origen tubárico. Sin embargo, se han ido extendiendo sus indicaciones, aunque solo debería realizarse cuando haya una indicación médica y no existan o hayan fracasado otros tratamientos más sencillos.

Las indicaciones más frecuentes son:

- Ausencia, obstrucción o lesión de las trompas.

- Disminución del número y/o movilidad de los espermatozoides o alteraciones morfológicas de los mismos.

- Endometriosis moderada o severa.

- Alteraciones de la ovulación.

- Fracaso de otros tratamientos.

- Edad avanzada.

- Para diagnóstico genético preimplantacional.

- Esterilidad de causa desconocida.

La FIV consta de varias fases:

1) Estimulación ovárica.

La fecundación in vitro en cualquiera de sus dos variedades requiere disponer de un número elevado de ovocitos, y para obtenerlos se precisa un tratamiento de estimulación hormonal de los ovarios.

Deben establecerse límites en parámetros de reserva ovárica y edad para poder comenzar o no una estimulación ovárica, que permitan estimar unas posibilidades razonables de éxito que serán informadas a los pacientes.

En esta etapa se estimulan los ovarios con inyecciones diarias de FSH, produciéndose varios folículos, cada uno con un óvulo. Durante esta etapa el ginecólogo realiza ecografías, que determinan el número y tamaño de los folículos y el espesor del endometrio del útero, y pruebas de sangre para valorar los niveles de estradiol. Así determinará cuál es el momento idóneo para provocar la ovulación después de que los folículos hayan alcanzado su madurez.

Los pacientes deben disponer de información verbal y escrita relativa a la medicación, su dosificación e instrucciones de uso y disponer de medios de contacto permanente con personal cualificado, habitualmente realizado por el personal de enfermería.

2) Punción folicular y captación de ovocitos.

El ginecólogo recolecta el mayor número posible de óvulos, aunque no puedan utilizarse todos los óvulos en el ciclo de FIV actual. Dicha recuperación se efectúa mediante aspiración por punción transvaginal con anestesia general (sedación) en la mayoría de las unidades de reproducción. En el caso de realizarse bajo anestesia local o sin ella, sería recomendable la presencia física de anestesista, por el alto grado de ansiedad en algunas pacientes y posibles complicaciones de la técnica. El papel del personal de enfermería en esta fase es también determinante.

3) Procesamiento del eyaculado.

Los espermatozoides utilizados en la FIV pueden proceder de la pareja (eyaculado, o de epidídimo o de testículo mediante biopsia) o de un banco de semen. Si se utiliza el eyaculado, el varón deberá obtenerlo una vez realizada la punción ovárica y confirmada la recuperación de ovocitos. La muestra se recoge en frasco estéril y es identificado de forma inmediata e inequívoca con nombres de la pareja y nº de historia. El paciente debe haber sido informado previamente, verbalmente y por escrito, de las normas precisas para su correcta obtención.

La muestra se procesa inmediatamente para seleccionar los espermatozoides más fuertes y activos. A continuación, se colocan los espermatozoides con los óvulos, y al día siguiente se determina si se ha producido o no la fecundación. Si ha habido fecundación, los embriones resultantes estarán listos para ser transferidos al útero en alrededor de 72 horas.

4) Procesos de laboratorio.

Comprende varios procesos: identificación y aislamiento de los ovocitos, denudación (si se realiza ICSI), inseminación o microinyección de los ovocitos, cultivo de embriones y selección para la transferencia.

Uno de los temas más importantes relacionado con la buena práctica clínica en el laboratorio de FIV es la correcta identificación y la trazabilidad de los pacientes y las muestras, tanto de semen como de ovocitos y embriones.

Para ello, existen mecanismos que aseguran la trazabilidad mediante la utilización de sistemas electrónicos como el empleo de un código de barras o la radiofrecuencia.

Los embriones se mantienen 2-6 días en cultivo hasta la transferencia.

5) Transferencia embrionaria.

Debe realizarse tras la administración de relajantes uterinos, bajo control ecográfico y tras aspiración previa del moco cervical. Se realiza a través del cervix con una cánula de transferencia, y una vez finalizada debe hacerse revisión de la cánula. La transferencia de embriones no es un procedimiento complicado y puede ser realizado sin anestesia. Se colocan los embriones en un tubo y se transfieren al útero. El número máximo de embriones transferidos por ley es de 3, aunque la recomendación actual es de 2. Pueden transferirse embriones en distintos estadíos, pero lo más frecuente es que sean embriones en estadío de 8 células.

Para establecer el diagnóstico de embarazo, se realiza una determinación en suero de la hormona β- hCG (hormona secretada por el embrión) entre 12 y 14 días después de la transferencia. Si la prueba es positiva se repite a la semana, efectuándose un control ecográfico entre las semanas 5 y 6.

6) Vitrificación embriones viables no transferidos.

La criopreservación embrionaria es la técnica que nos permite conservar, o bien, los embriones viables supernumerarios de un tratamiento de reproducción asistida, o bien, la totalidad de los embriones obtenidos en uno o varios tratamientos, para posteriormente realizar la transferencia embrionaria.

En los últimos años ha ido progresivamente aumentando el número de criopreservaciones de embriones por el aumento también de las técnicas de reproducción asistida (TRA), por lo que actualmente, se desconoce el número exacto de embriones congelados en nuestro país, aunque se calcula que supera los 230.000.

Las indicaciones para la criopreservación de embriones son múltiples:

- La conservación de embriones supernumerarios tras una inducción de la ovulación.

- La preservación de la fertilidad (abordaremos el tema al final del presente capitulo).

- Para diferir la transferencia embrionaria por

riesgo de hiperestimulación, no adecuación del endometrio receptor en ese ciclo, o aparición de patología como hidrosálpinx, pólipos...

- Para acumulación embrionaria para técnicas específicas, como puede ser el diagnóstico genético preimplantacional.

A pesar de la importancia de la técnica, no existe homogeneidad entre centros en relación a:

- *Los criterios de selección de los embriones que se criopreservan*:

  Los criterios morfológicos que se aplican para la selección de embriones para vitrificar son los mismos que se aplican para seleccionar los embriones que se transfieren en fresco, pero pueden variar entre las diferentes clínicas o centro de fertilidad. Por ello, las que utilizan criterios morfológicos más estrictos presentan menor número de embriones criopreservados y mejores tasas de éxito. Los criterios morfológicos exigidos para la criopreservación embrionaria pueden variar dependiendo fundamentalmente de 3 factores: de los resultados de los programas de congelación, de los tratamientos que realicen y de las características de las pacientes tratadas.

Actualmente, la técnica para selección morfológica embrionaria es la observación, que debe ser de todos los embriones en el mismo momento, para poder relacionar las características morfológicas con la mejor o peor tasa de implantación. Los nuevos sistemas de incubadores time-lapse permiten analizar la morfología y la cinética de la división celular del embrión en tiempo real y están ofreciendo más cantidad de información.

- *El día de desarrollo embrionario óptimo para criopreservar:*

El día de desarrollo embrionario óptimo para criopreservar no está definido, aunque como norma general, los embriones pueden ser criopreservados con éxito en todos los estadios de desarrollo, especialmente con el uso de la vitrificación.

La criopreservación de blastocistos ha experimentado una mejora sustancial con la vitrificación, ya que no todos los embriones dejados en cultivo alcanzan el estadio de blastocisto. Una parte de ellos se bloqueará en su desarrollo. Este bloqueo se acepta, al menos en condiciones óptimas de cultivo, como un proceso de selección natural, de forma que aquellos embriones que alcanzan el estadio de blastocisto son los que tienen menos alteraciones genéticas y mejor capacidad de implantación. Asimismo la transferencia del embrión en blastocistos mejora la sincronía embrión-endometrio. Por eso la transferencia de blastocistos se asocia a mayores tasas de gestación en comparación con estadios más precoces.

Así pues, la criopreservación de embriones en estadio de blastocisto en los casos posibles es una buena práctica por 3 motivos: mejora la selección embrionaria, disminuye el número de embriones criopreservados y optimiza los resultados clínicos.

• *El método de criopreservación:*

Hasta hace una década, el método empleado para la criopreservación de embriones era el denominado método de larga duración o congelación lenta. En la última década se ha implantado de forma mayoritaria el método de **congelación ultrarrápida o vitrificación**. En la mayoría de los estudios realizados, se encuentra una mayor eficacia en la vitrificación, por sus buenas tasas de supervivencia embrionaria en todos los estadios y por la mejora observada en las tasas de implantación y gestación y similares tasas de aborto.

La criopreservación de embriones está regulada por la Ley de Reproducción Asistida 14/2006, sobre todo en su artículo 11, y más concretamente en los apartados 11.3 y 11.4. Es una ley que tiene algunas deficiencias de precisión y acotado en varios puntos, en cuanto a:

- los supuestos de uso de dichos embriones: (utilización por la propia mujer o su cónyuge, la donación con fines reproductivos, la donación con fines de investigación, o el cese de su conservación sin otra utilización). En el caso de los preembriones y los ovocitos crioconservados, esta última opción sólo será aplicable una vez finalizado el plazo máximo de conservación establecido en esta ley (10 años), sin que se haya optado por alguno de los destinos mencionados anteriormente y en la ley.

- la finalización de la preservación por caducidad del consentimiento otorgado, que se produce cuando las parejas o mujer sola, dejan de atender dos requerimientos consecutivos que debe hacerles el centro para que actualicen su consentimiento informado sobre los embriones congelados.

- o por la finalización de los requisitos clínicos "adecuados" de la mujer para la transferencia.

La normativa legal y los consentimientos informados contemplan los destinos posibles para los embriones supernumerarios y la obligación de la renovación periódica sobre su destino.

Sin embargo, existen problemas que dificulta su aplicación:

- Parejas que no responden a los requerimientos realizados para la renovación de los consentimientos (embriones abandonados).

- Fallecimiento de algún miembro de la pareja o ambos; separación de la pareja.

- Límites legales y médicos a la donación reproductiva (edad, criterios salud de la mujer...).

- Ausencia de proyectos de investigación que hagan viable este supuesto de la ley.

- Exigencias legales para el cese de conservación a los centros en caso de los embriones criopreservados.

Todo ello, lleva a una necesidad de legislación más concreta, dada la cantidad de embriones, tejido ovárico, ovocitos y semen criopreservados, que se están acumulando en los últimos años, y que esta generando dilemas ético-morales (sobretodo en el caso de los embriones) y económicos importantes.

4) INYECCIÓN INTRACITOPLASMÁTICA DE ESPERMATOZOIDES (ICSI):

La inyección intracitoplasmática de espermatozoides (ICSI) es una técnica de micromanipulación más reciente mediante la cual un solo espermatozoide se introduce en el citoplasma de cada óvulo, para lo que se atraviesa la membrana del óvulo con una micropipeta.

Puede inyectarse cualquier espermatozoide, independientemente de su procedencia (testículo, epidídimo, eyaculado) e inclusive un espermatozoide sin movilidad. La ICSI se realiza con los óvulos obtenidos después de la estimulación de la ovulación, al igual que en la FIV.

Esta técnica mejora mucho los resultados obtenidos ante una infertilidad masculina ocasionada por oligozoospermia severa. Al precisar sólo un espermatozoide para cada óvulo, esta técnica incluye a casi todos los hombres con infertilidad grave, incluyendo a muchos que en el pasado hubieran sido descartados.

Las tasas de éxito con ICSI dependen, en gran medida, de la calidad de la preparación de los espermatozoides y de la habilidad en la micromanipulación. Hoy en día se acercan al 40% de recién nacido vivo.

5) *TRANSFERENCIA INTRATUBÁRICA DE GAMETOS (GIFT):*

La transferencia intratubárica de gametos o GIFT, requiere de inicio los dos mismos pasos que la FIV, es decir, la inducción de la ovulación y la recuperación de óvulos. Se diferencia de la FIV en que los espermatozoides y los óvulos son colocados directamente en la trompa de Falopio durante una laparoscopia, en vez de fertilizarse en el laboratorio.

Si la fecundación es exitosa, el óvulo se traslada al útero, exactamente igual que en un ciclo natural.

La desventaja de GIFT es que debe ser realizada bajo anestesia general. Entre las razones por las cuales una paciente puede ser sometida a GIFT se encuentran los problemas cervicales o las creencias religiosas que prohíben la fecundación fuera del cuerpo.

6) *TRANSFERENCIA DE BLASTOCISTOS:*

Hasta hace poco, un embrión podía crecer en el laboratorio durante un periodo aproximado de tres días, momento en el cual contenía de cinco a diez células, y es cuando se hacia la transferencia de la fertilización in vitro. Las nuevas tecnologías posibilitan incubar un embrión en el laboratorio durante cinco a seis días, cuando contiene alrededor de 100 células y ya se encuentra en la etapa de blastocisto. Sólo del 30% al 40% de los embriones sobreviven hasta llegar a esta etapa.

Esta técnica tiene la ventaja de que los embriones son más fuertes en el momento de la transferencia y es más probable que den lugar a un embarazo. Su desventaja es que existe el riesgo de que pocos o ningún embrión sobreviva al estado de blastocisto y se tenga que cancelar la transferencia embrionaria. Algunos de los embriones que no han logrado sobrevivir en el laboratorio podrían haber sobrevivido si se hubieran transferido antes al útero.

Esto tiene una repercusión física y psicológica en la pareja sometida al tratamiento, por lo que debe ser informada en todo momento de la técnica a emplear.

7) *DONACIÓN DE GAMETOS:*

Se pueden donar óvulos y también espermatozoides. Utilizan la donación de óvulos las mujeres sin ovarios funcionales o con óvulos con anomalías graves, pudiendo ser una buena opción en mujeres de mayor edad (bajo potencial de desarrollo de óvulos propios) y en mujeres con menopausia prematura.

Las tasas de éxito de la FIV después de la donación de óvulos, inclusive en mujeres mayores de 40 años de edad, son aproximadamente las mismas que las tasas de éxito en mujeres jóvenes.

Las etapas de la FIV son idénticas, exceptuando que es la donante la que se somete a una inducción de la ovulación y recogida de óvulos, mientras que la futura madre y paciente es la que recibe tratamiento con estrógenos y progesterona para preparar el recubrimiento uterino para recibir un embrión.

Las donantes de óvulos son sometidas a estudios cuidadosos para descartar enfermedades, infecciones y trastornos genéticos. Normalmente se busca que coincidan sus características físicas y sus antecedentes étnicos con las mujeres que van a recibir los óvulos. Lo mismo ocurre en los candidatos a donante de semen, en los que se descartan enfermedades contagiosas o hereditarias y también se clasifican en función de criterios de fenotipo (grupo sanguíneo, raza, color de ojos, etc.) para garantizar la mayor semejanza posible con el varón que solicite la donación.

8) PRESERVACIÓN DE LA FERTILIDAD:

En la sociedad actual debido a los avances tecnológicos de la medicina reproductiva, cada vez más personas y/o parejas se plantean la preservación de la fertilidad, tanto en personas sanas y no necesariamente infértiles que deciden diferir su proyecto reproductivo por diversos motivos (sociales, laborales, profesionales, estado civil u otros), como personas que sufren procesos patológicos, sobre todo de tipo oncológico y hematológico, que requieren tratamientos quirúrgicos o gameto-tóxicos y que no han iniciado o completado sus deseos reproductivos todavía. Además en estos últimos casos de patologías en la infancia y juventud, los avances médicos de los últimos años permiten una alta tasa de supervivencia, y por la tanto que después quieran cumplir sus deseos reproductivos.

La congelación de gametos y/o tejido gonadal es actualmente una realidad válida de preservación de la fertilidad tanto en varones como en mujeres.

Los métodos para preservar la fertilidad en mujeres con cáncer tendrán en cuenta el tipo de tumor y su riesgo potencial de metastatización al ovario, la edad de la paciente, su fertilidad previa o no, existencia o no de pareja y tiempo disponible hasta iniciar el tratamiento oncológico, que siempre será su proceso principal.

Habrá que tener en cuenta también el pronóstico del tratamiento en cuanto a riesgo de fallo gonadal, ovarios accesibles, riesgos quirúrgicos y anestésicos entre otros. Además siempre se deben intentar todas las opciones posibles que reduzcan el impacto del tratamiento a realizar sobre la función reproductora de la mujer. El cáncer de mama es la indicación más frecuente para la preservación de la fertilidad por procesos patológicos en la mujer.

Los métodos usados son:

- Criopreservación de Semen y Tejido testicular inmaduro:

  Debe ofrecerse a todo varón pospúber con patología oncológica o de otro tipo, independientemente de la calidad del semen. Los mismos métodos son los que se aplican a los varones sanos que desean preservar sus espermatozoides por otros motivos no relacionados con enfermedad (vasectomías, actividades profesionales o deportivas de riesgo...).

  En niños prepúberes no se contempla la posibilidad de estos tratamientos más que en casos de estudios clínicos experimentales autorizados.

- Criopreservación de Embriones:

    Precisa disponer de espermatozoides de la pareja masculina o de un donante de semen y solo puede ser aplicada a mujeres púberes y mayores de 18 años. Suele limitarse a situaciones excepcionales. Además su mantenimiento indefinido o eliminación genera dilemas económicos y éticos, si no usan en el futuro para ninguna de las opciones que contempla la ley de Reproducción Asistida actual.

- Criopreservación de Ovocitos:

    La vitrificación de ovocitos ha demostrado buenos resultados en tasa de supervivencia tras desvitrificación y en tasas de fecundación, implantación y embarazo, sin aumento de resultados perinatales adversos. Precisa de un tratamiento de estimulación ovárica para desarrollo folicular múltiple y posterior punción de los folículos para la recuperación de los ovocitos. Se estima que se precisan entre 12 y 20 ovocitos para un 80% de posibilidades de gestación. En los casos de pacientes con cáncer hormonodependiente deben utilizarse protocolos de estimulación ovárica que eviten cifras elevadas de estrógenos en sangre.

- Criopreservación de corteza ovárica:

Mediante obtención de la corteza o de todo el ovario y congelación posterior de la corteza ovárica. No precisa estimulación ovárica aunque pueden asociarse.

Una vez se considere al tumor curado, el tejido ovárico se reimplanta en su lugar original (ortotópico) o en tejido subcutáneo (heterotópico). La paciente no sufre demora en la aplicación del tratamiento oncológico. Podría ser empleado en pacientes prepúberes que aún no han desarrollado el ciclo ovárico. Tras la reimplantación del tejido ovárico se puede recuperar, al menos temporalmente, la función ovárica y en algunos casos la fertilidad natural.

- Maduración in Vitro de ovocitos:

  Pretende criopreservar ovocitos inmaduros, que son de pequeño tamaño y de bajo metabolismo, soportando bien la agresión de la congelación. Puede ser un método adicional y complementario a la criopreservación de tejido ovárico o de ovocitos maduros.

- Trasposición de ovario:

  En casos de radiación pélvica, se puede realizar la trasposición ovárica, en una localización alejada de la zona a irradiar, mediante laparoscopia o en el mismo acto quirúrgico del tratamiento del tumor. El éxito de la técnica, comprobado por la activación de ciclos naturales normales es de un 50%, consiguiéndose gestaciones espontáneas.

- Supresión ovárica con análogos de la GnRH:

  Pretende disminuir los efectos tóxicos de la quimioterapia sobre los folículos y proteger al ovario al disminuir la perfusión ovárica o inhibiendo la apoptosis de las células de la granulosa.

9) DIAGNÓSTICO GENÉTICO PREIMPLANTACIONAL (DGP):

Es un conjunto de procedimientos destinado a conocer características genéticas de los embriones obtenidos mediante fecundación in vitro, con el fin de seleccionar los que resultan idóneos para su transferencia al útero.

La Ley 14/2006 de Reproducción Asistida contempla las siguientes posibilidades del DGP y así lo regula:

Artículo 12. Diagnóstico preimplantacional.

1. Los centros debidamente autorizados podrán practicar técnicas de diagnóstico preimplantacional para:

a) La detección de enfermedades hereditarias graves, de aparición precoz, y no susceptibles de tratamiento curativo posnatal con arreglo a los conocimientos científicos actuales, con objeto de llevar a cabo la selección embrionaria de los preembriones no afectos para su transferencia.

b) La detección de otras alteraciones que puedan comprometer la viabilidad del preembrión.

La aplicación de las técnicas de diagnóstico preimplantacional en estos casos deberá comunicarse a la autoridad sanitaria correspondiente, que informará de ella a la Comisión Nacional de Reproducción Humana Asistida.

2. La aplicación de técnicas de diagnóstico preimplantacional para cualquiera otra finalidad no comprendida en el apartado anterior, o cuando se pretendan practicar en combinación con la determinación de los antígenos de histocompatibilidad de los preembriones in vitro con fines terapéuticos para terceros, requerirá de la autorización expresa, caso a caso, de la autoridad sanitaria correspondiente, previo informe favorable de la Comisión Nacional de Reproducción Humana Asistida, que deberá evaluar las características clínicas, terapéuticas y sociales de cada caso.

Así pues, el objetivo del diagnóstico genético

preimplantacional es la selección de embriones libres del rasgo genético asociado al padecimiento de una enfermedad. En ocasiones, este rasgo es excluido por el diagnóstico directo, y otras mediante diagnóstico indirecto, como en ciertas enfermedades de herencia ligadas al sexo, que se pueden evitar transfiriendo sólo embriones del sexo que no puede resultar afectado por el trastorno.

Esta técnica puede resultar útil en diferentes situaciones:

■ Pacientes afectos o portadores de enfermedades transmisibles genéticamente y debidas a la alteración de un gen, conocidas como enfermedades monogénicas.

■ Pacientes portadores de alteraciones cromosómicas transmisibles.

■ Pacientes con mayor riesgo de alteraciones genéticas en sus gametos (ovocitos y espermatozoides), que podrían determinar la formación de embriones genéticamente anormales.

La técnica consiste, en que el tercer día de desarrollo embrionario, estos embriones son sometidos a un procedimiento destinado a extraer una o dos células de cada uno de los embriones logrados con el tratamiento de reproducción asistida.

Básicamente existen 2 tipos de técnicas y su elección dependerá del trastorno genético que se pretenda evitar:

- Hibridación in situ fluorescente (FISH): es una técnica rápida útil para estudiar el número y la estructura general de los cromosomas. En los últimos tiempos se vienen desarrollando procedimientos de FISH que permiten el diagnóstico de alteraciones solo detectables anteriormente por medio de técnicas más complejas. Algunos de estos abordajes alternativos comienzan a emplearse en diagnóstico genético preimplantacional. También se puede prevenir la transmisión de enfermedades ligadas al sexo que no son directamente identificables en el embrión por no existir procedimientos eficaces y seguros para ello. El ejemplo más clásico es la hemofilia, enfermedad debida a la alteración de un gen que las mujeres pueden transmitir pero no padecer, y cuya prevención se ha venido realizando mediante selección de sexo por técnicas de diagnóstico genético preimplantacional.

- Reacción en cadena de la polimerasa (PCR): es un procedimiento de diagnóstico que pretende identificar concretamente la alteración presente en el ADN de las células embrionarias, para lo cual debe ser conocida, para poder buscarla. No todos los trastornos genéticos que son diagnosticables en condiciones normales son susceptibles de DGP, y debe quedar muy claro a la pareja.

La aplicabilidad del diagnóstico genético preimplantacional requiere una serie de condiciones:

- Existencia de suficiente nivel de riesgo de transmisión a la descendencia de una enfermedad relevante de causa genética conocida o de una alteración cromosómica.

- Existencia de métodos eficaces de diagnóstico genético de la enfermedad, o de procedimientos indirectos para reducir el riesgo de transmisión, que sean aplicables en fase preimplantacional.

- Existencia de suficientes posibilidades de obtener un número adecuado de embriones para su estudio genético (y la posible afectación de ese embrión con la retirada de una de sus células), y para lograr seleccionar un embrión no afectado por el trastorno.

Es importante conocer por parte de la pareja, que la normalidad de los resultados obtenidos con las técnicas de DGP convencional no excluye la existencia de anomalías genéticas o congénitas no estudiadas, no detectables o no identificadas por los procedimientos aplicados, por lo que se recomienda la complementación con técnicas de diagnóstico prenatal como la amniocentesis y la biopsia corial.

Además la pareja sometida a DGP debe conocer que a veces los resultados obtenidos pueden no ser concluyentes, es decir, pueden no informar suficientemente de la normalidad o anormalidad de uno o varios embriones respecto de la alteración investigada.

6. COMPLICACIONES DE LAS TÉCNICAS DE REPRODUCCIÓN ASISTIDA

Los tratamientos de reproducción asistida (TRA) en general son procedimientos de bajo riesgo, aunque no están exentos de complicaciones. En los últimos años se han ido reduciendo las complicaciones y los efectos adversos derivados de estas técnicas por la mejora en los procedimientos y en los controles. A continuación vamos a ir detallando las complicaciones más frecuentes.

Síndrome de hiperestimulación ovárica:

El síndrome de hiperestimulación ovárica (SHO), es la complicación potencialmente más grave de las TRA. Es un síndrome derivado de la hiperestimulación farmacológica del ovario tras la administración exógena de hormona Gonadotrofina Coriónica (HCG), aunque también se han descrito casos con clomifeno. La hiperestimulación ovárica controlada se usa para aumentar el número de ovocitos disponibles, y con ellos la posibilidad de embarazo.

La HCG produce la liberación de unos mediadores (interleucinas y angiotensina) que producen un aumento de la permeabilidad vascular. Esto produce una salida de líquido y proteínas (especialmente albúmina) del espacio intravascular al tercer espacio (cavidad peritoneal, pleural o excepcionalmente cavidad pericárdica), provocando una depleción del volumen intravascular y una hemoconcentración. La hipovolemia y la hemoconcentración darán lugar a una hipercoagulabilidad y disminución de la perfusión renal.

La incidencia es mayor en mujeres jóvenes, delgadas y con síndrome de ovarios poliquísticos. Aparece en el 3-8% de los ciclos de fecundación in vitro, aumentado hasta el 20% en mujeres con factores de riesgo.

El SHO puede darse de forma temprana o tardía. La temprana tiene lugar en la primera semana tras la administración de HCG para desencadenar la ovulación por el efecto de la misma en los ovarios hiperestimulados. La forma tardía aparece a partir de los 10 días de administrada la HCG, cuando se ha producido embarazo, por la producción endógena de HCG por parte del trofoblasto.

La clasificación del SHO se realiza atendiendo a la gravedad del cuadro:

- LEVE:

Se producen una distensión e incomodidad abdominal, pudiendo acompañase de náuseas, vómitos o diarrea.

Los ovarios aumentan de tamaño hasta los 5-12 cm. Aparece en más del 20% de los ciclos de estimulación ovárica y carece de interés.

- MODERADO:

A la sintomatología del SHO leve se le añade la ascitis. Aparece en un 4-7% de los ciclos y el tratamiento puede ser ambulatorio.

- GRAVE:

Aparece hipotensión, taquicardia, oliguria, ascitis, aumento de la viscosidad sanguínea, hiponatremia e hipercalcemia. Se acompaña de disminución de la perfusión y función renales. Puede aparecer dificultad respiratoria. Los ovarios tienen un tamaño mayor a 12 cm. Aparece en el 0.5-3% de los ciclos. El tratamiento debe ser hospitalario.

- CRÍTICO:

Aparece cuando la ascitis se asocia a derrame pleural, hidrotórax y alteraciones analíticas severas (hematocrito > 55%, leucocitosis > 25000, oligoanuria). Pueden aparecer el síndrome de distrés respiratorio del adulto y fenómenos trombóticos. Puede llegar a ser letal.

El SHO no se puede prevenir completamente, pero será importante detectar a las mujeres con factores de riesgo para sufrirlo y los marcadores que puedan alertar de su instauración durante todo el proceso.

El tratamiento del SHO leve será sintomático con hidratación adecuada con bebidas isotónicas y la administración de analgesia si precisa. Se acompañará de reposo y se deben evitar los esfuerzos. No hay que recomendar reposo absoluto por el riesgo tromboembólico. Hay que contraindicar las relaciones sexuales con penetración para evitar la posible torsión ovárica. La dieta tiene que ser hiposódica e hiperprotéica.

En el SHO moderada se precisará control del hemograma, función renal y hepática y niveles seriados de B-HCG para detectar un posible embarazo que agravará el cuadro.

En los casos más graves será importante monitorizar las constantes vitales, pautar fluidoterapia y heparina. Se administrarán albúmina y furosemida. Será importante el balance de fluidos, la dieta hiposódica y el reposo. Se deben realizar ecografías y analíticas seriadas para valorar la evolución del cuadro. La mujer puede requerir paracentesis e incluso ventilación asistida.

Es importante evitar la administración de antiinflamatorios no esteroideos porque pueden comprometer la función renal.

Gestación múltiple:

Las TRA están asociadas a un aumento en la tasa de gestaciones múltiples, supone la complicación más frecuente. Se produce en las inseminaciones artificiales tras una estimulación ovárica o en los tratamientos de fecundación in vitro con la transferencia de más de 1 embrión (por ley el máximo de embriones que se pueden transmitir son 3).

La estimulación ovárica produce un aumento en el desarrollo folicular y de ovocitos pudiendo dar lugar a gestaciones múltiples. Es más frecuente en mujeres jóvenes, cuando del número de folículos reclutados es mayor de 3 con más de 14 mm y con niveles de estradiol por encima de 862 pg/ml.

Las gestaciones gemelares se clasifican en función de su cigosidad (número de ovocitos fecundados) y su corionicidad (número de placentas y membranas):

- Gestaciones Dicigóticas: se produce cuando dos ovocitos son fecundados por dos espermatozoides. Dan lugar a gestaciones bicoriales y biamnióticas. Los fetos tendrán diferente genotipo y pueden ser o no del mismo sexo. Se produce en el 2/3 de las gestaciones múltiples.

- Gestaciones Monocigóticas: se produce por la fecundación de un óvulo por un espermatozoide que se divide posteriormente. Constituyen un 1/3 de las gestaciones múltiples. Los fetos tendrán el mismo material genético, y por tanto el mismo sexo (gemelos idénticos). Están asociados a una mayor morbi-mortalidad que las gestaciones dicigóticas. La corionicidad va a depender del momento en el que se haya producido la separación:

o Gestación bicorial-biamniótica: la división tiene lugar en la fase de mórula (en los 3 primeros días tras la fecundación). Existen dos corion y dos amnios, las placentas pueden fusionarse.

o Gestación monocorial-biamniótica: la división se produce en la fase de blastocisto (entre los días 4 y 8 posfecundación). Es la más frecuente de las tres. Existen 2 amnios y un único corion. Se pueden producir anastomosis arterio-venosas dando lugar al síndrome de transfusión feto-fetal.

o Gestación monocorial-monoamniótica: la división tiene lugar entre el 9º y el 12º día posfecundación. Son embarazos con un único amnios y corion. Las anastomosis arterio-venosas son menos frecuentes. Ocurre en un 2% de los casos.

o Gemelos siameses o unidos: cuando la división

ha tenido lugar a partir del 13º día. Es más común en el embarazo triple, y el 70% son de sexo femenino. Las anomalías congénitas son muy frecuentes. Son fetos con muy pocas posibilidades de supervivencia.

En las gestaciones con más de 2 embriones, la evanescencia de uno o varios embriones es más frecuente. Por ello, la reducción embrionaria no debería plantearse antes de las semanas 10-13 de gestación. El objetivo de la reducción embrionaria es aumentar la supervivencia de los fetos y disminuir las complicaciones.

Las complicaciones maternas asociadas con las gestaciones múltiples son la amenaza de parto prematuro, la anemia materna, la preeclampsia y la diabetes gestacional. Las complicaciones fetales más frecuentes son la prematuridad, el retraso del crecimiento, el síndrome de transfusión feto-fetal y las malformaciones.

Complicaciones mecánicas de la fecundación in vitro:

Estas complicaciones mayoritariamente se producen derivadas de la punción ovárica para la obtención de óvulos. La punción se realiza transvaginal, preferentemente con sedación.

La hemorragia vaginal externa es la complicación más frecuente, suele ceder con compresión directa del punto hemorrágico y no suele revertir gravedad. En ocasiones, puede tener lugar una hemorragia interna por punción accidental de algún vaso o estructuras pélvicas. Se recomienda conducta expectante salvo cuando exista un empeoramiento progresivo del estado la paciente que requiera un abordaje quirúrgico para realizar una hemostasia interna.

Así mismo, las punciones accidentales pueden causar diversas lesiones viscerales (vesicales, intestinales o uretrales).

La torsión del ovario es una complicación menos prevalente. Puede ser espontánea pero se ve facilitada por el aumento del tamaño de los ovarios por la estimulación folicular o por hematomas intrafoliculares tras la punción. También puede producirse tras la movilización del ovario en la punción folicular, pero suele ser menos frecuente. El tratamiento será quirúrgico mediante una laparoscopia, en la que se debe intentar preservar el ovario.

Las infecciones tras la punción ovárica son poco habituales. Por ello, la profilaxis antibiótica no está justificada. Se recomienda individualizar cada caso y pautar antibiótico en mujeres con antecedentes de enfermedad inflamatoria pélvica, hidrosalpinx y en la punción accidental de endometriomas.

Embarazo ectópico:

El embarazo ectópico se produce cuando el embrión se implanta fuera de la cavidad endometrial. Parece que la incidencia de embarazo ectópico en las mujeres sometidas a TRA es mayor que en la población general. No obstante, es difícil obtener datos reales de la incidencia de ectópicos en la población general, por lo que el realizar una comparación es complicado.

En el 98% de los casos el embarazo ectópico tiene lugar en las trompas (ampular > ístmico > fimbrias > cornual). Menos frecuentemente tiene lugar en el ovario, cérvix o abdomen. Estas localizaciones son más prevalentes tras TRA.

Las mujeres con endometriosis o cicatrices derivadas de cirugías pélvicas o abdominales tienen más riesgo de tener un embarazo ectópico. Muchas de las mujeres sometidas a TRA presentan estos antecedentes, lo que podría justificar el aumento de la incidencia en esta población.

Por otro lado, la progesterona y el Citrato de Clomifeno usados en los TRA pueden interferir en la movilidad de los gametos y embriones a través de la trompa, aumentando el riesgo de embarazo ectópico.

Y por último, los embriones procedentes de la reproducción asistida presentan un mayor potencial de implantación, especialmente cuando se transfieren en estadio de blastocisto.

Cierto número de gestaciones ectópicas son asintomáticas y se resuelven mediante un aborto espontáneo. La clínica tiene lugar cuando el trofoblasto invade el tejido donde se localiza, llegando a las estructuras vasculares provocando hemorragia y dolor.

El diagnóstico se realizará mediante ecografía y determinación sérica de la B-HCG. El tratamiento será diferente atendiendo a la clínica, los datos ecográficos y analíticos. En ocasiones los embarazos ectópicos pueden resolverse sin necesidad de tratamiento, por lo que la conducta será expectante monitorizando los diferentes parámetros para ver la evolución. En los casos en los que no se prevea una resolución espontánea se recomienda la administración de metotrexato, un antagonista del ácido fólico. Se administra por vía intramuscular en mono-dosis o multi-dosis. El tratamiento multi-dosis presenta menor tasa de fallos, sin embargo, por su simplicidad se recomienda la pauta de dosis única. Si el metotrexato no se pudiera administrar o no fuera suficiente habría que realizar una laparoscopia para eliminar la zona afectada. En ocasiones es necesario extirpar la trompa.

Aspectos perinatales:

Se estima que más de 5 millones de niños han nacido gracias a los tratamientos de reproducción asistida. En los países industrializados se estima que entre el 1 y el 4 % de los recién nacidos lo hacen a través de las TRA. La mayoría de estos recién nacido son sanos, no obstante existen una serie de complicaciones que detallamos a continuación.

• Bajo peso al nacer:

Los recién nacidos de FIV, tanto si son embarazos únicos o múltiples, tienen mayor riesgo de tener bajo peso al nacer. Uno de los factores de responsables es la prematuridad asociada en mayor medida a estos niños. Así mismo, el riesgo relativo de pequeño para edad gestacional está aumentado un 40-60%. Esto podría estar condicionado por la causa de la esterilidad materna, paterna, el ciclo de tratamiento y el medio de cultivo utilizado.

En los embarazos múltiples el riesgo de prematuridad y de bajo peso para edad gestacional esta aumentado entre 5 y 7 veces.

- Anomalías genéticas.

En ocasiones el motivo de la esterilidad son factores genéticos, por ello los tratamientos de reproducción asistida podrían transmitir anomalías genéticas. Los hombres y las mujeres estériles tienen mayor prevalencia de anomalías cromosómicas estructurales. Estas anomalías podrían ser detectadas mediante un cariotipo.

Existe un aumento del riesgo de anomalías cromosómicas en los niños fecundados por ICSI (entre 1.4% y 3.55%). Este aumento parece ser debido a la patología subyacente del varón y no a la técnica en sí.

Es posible que la estimulación ovárica y las condiciones del cultivo puedan inducir cambios epigenéticos (que se definen como cualquier cambio en la expresión de los genes que no implican mutaciones del ADN) y del imprinting genómico a largo plazo.

* Anomalías congénitas:

La FIV y la inseminación artificial se asocian a un aumento del 30-40% de las anomalías mayores en comparación con las gestaciones espontáneas. Aun así, el riesgo absoluto es muy bajo, ya que las anomalías congénitas son muy poco prevalentes. No se han encontrado diferencias entre la FIV y la ICSI.

La causa de este aumento en las malformaciones no está del todo clara, pero podría atribuirse a la patología subyacente a la infertilidad de la pareja.

Las principales anomalías son las gastrointestinales, cardiovasculares y musculoesqueléticas. No parece existir diferencias entre los embarazos únicos y múltiples.

* Mortalidad perinatal:

En los embarazos únicos conseguidos mediante FIV existe un aumento en la mortalidad perinatal en comparación con los embarazos espontáneos. Todavía no está claro si es atribuible a las TRA o a la causa de la esterilidad.

En los embarazos gemelares parece haber una reducción en la mortalidad perinatal en comparación con los gemelares espontáneos. Esto ocurre probablemente por una menor incidencia en gemelos monocigóticos. No obstante, los estudios no son concluyentes.

- Efectos a largo plazo:

La mayoría de los estudios no han demostrado diferencias en el crecimiento, desarrollo neuromotor, del lenguaje ni del comportamiento en los niños concebidos mediante FIV o ICSI.

Se ha visto un incremento en la tasa de parálisis cerebral en los gemelares derivado de la prematuridad.

Así mismo, hay estudios que apuntan a un aumento en las alteraciones cardiometabólicas. No obstante, son necesarios más estudios para poder valorar los resultados.

Embarazo heterotópico:

En la gestación heterotópica coexisten un embarazo intrauterino y otro extrauterino. Es más prevalente en las TRA en las que se ha transferido más de un embrión. Es muy raro que ocurra en gestaciones espontáneas. En las TRA la inducción de la ovulación favorece las gestaciones múltiples, y la manipulación en la transferencia embrionaria facilita la implantación de los embriones fuera de la cavidad endometrial.

El tratamiento de elección será aquel que posibilite el mantenimiento de la gestación intrauterina (el pronóstico de que el embarazo intrauterino llegue a ser viable es del 70%). Los tratamientos de elección son la reducción embrionaria del embarazo extrauterino o la laparoscopia quirúrgica.

Riesgo de cáncer:

El incremento del riesgo de neoplasias es un tema controvertido. Mientras que algunos estudios apuntan a un aumento en el riesgo de cáncer de ovario, mama o útero, otros estudios lo relación con la patología de base de la mujer y no con los tratamientos de reproducción asistida.

En la actualidad no hay evidencia suficiente que asocie los TRA a un aumento del riesgo de padecer algún tipo cáncer.

.

7. BIBLIOGRAFÍA

- P. N. Barri Rague, P. Caballero Peregrín, C. Carrera Puerta, B. Coroleu Lletget, E. López López, M. Nicolás Arnao. *El estudio de la pareja estéril, Documento de Consenso SEGO.*

- Agustín Moreno (Coordinador), Diana Guerra, Guiliana Baccino, María del Mar Tirado Carrillo, Marian Gil Rabanaque, Pilar Dolz del Castellar y Vicenta Giménez Molla. *Importancia de los aspectos emocionales en los tratamientos de reproducción asistida.* Editorial Imago Concept & Image Development, S.L. 2008.

- C.R.B. Beckman, F.W. Ling, B.M. Barzansky, W.N.P. Herbert, D. W. Laube, R.P. Smith (2010). Obstetricia y Ginecología (6ª edición). Publicada por Lippincott William & Wilkins.

- J. González-Merlo, J.M. Lailla Vicens, E. Fabre González, E. Gonzalez Bosquet (2006). *Obstetricia.* Elservier.

- Guía de Práctica Clínica de la SEF-SEGO (Sociedad Española de Fertilidad-Sociedad

Española de Ginecología y Obstetricia).

- *"La Infertilidad en España: Situación Actual y Perspectivas"*. Editor: Roberto Matorras Weinig. 2011.

- J. Lombardía, M. Fernández (2009). Ginecología y obstetricia, manual de consulta rápida (2ª edición). Editorial médica panamericana.

- M. Martin-Loeches, P. López-Sánchez, M. Rubio, J.L. López- Madrazo, A. Strawezki, J.L. García- Escobar (1999). *Tratamiento laparoscópico de dos casos de embarazo heterotópico.* Progresos de Obstetricia y Ginecología, Vol. 42. Núm 6. Julio 1999.

- Matorras R, Hernandez J (eds): Estudio y tratamiento de la pareja esteril: Recomendaciones de la Sociedad Espanola de Fertilidad, con la colaboracion de la Asociacion Espanola para el Estudio de la Biologia de la Reproduccion, de la Asociacion Espanola de Andrologia y de la Sociedad Espanola de Contracepcion. Adalia, Madrid 2007.

- J. Moza; J.L. Ballescá; R.Núñez; A.Romeu; A. de la Fuente; J. Nadal; Montse Boada;M. Muñoz; M. Nicolás; I. Arnott; J.Marqueta; R. González;A. Reche; M.Martínez; F.Abellán y L.Feyto. *Manual de buena práctica clínica en reproducción asistida*. Edita: Grupo de Interés de Ética y Buena Práctica de la Sociedad Española de Fertilidad (SEF).

- Oposiciones de enfermería (2008). Manual CTO. CTO editorial.

- C. Sanz, M.J. Puig, J. Montañes, E. M. Casañ, F. Raga, F. Bonilla Musoles (2001). *Gestación heterotópica: tratamiento conservador y evolución favorable de la gestación intrauterina.* Prog Obstet Ginecol 2001; 44:439-442.

- SEF, Sociedad Española de Fertilidad. *Saber más sobre FERTILIDAD Y REPRODUCCIÓN ASISTIDA.* 2011

.

www.ingramcontent.com/pod-product-compliance
Lightning Source LLC
Chambersburg PA
CBHW070101210526
45170CB00012B/682

* 9 7 8 1 5 4 0 8 9 9 1 6 3 *